BEI GRIN MACHT SICH IHR
WISSEN BEZAHLT

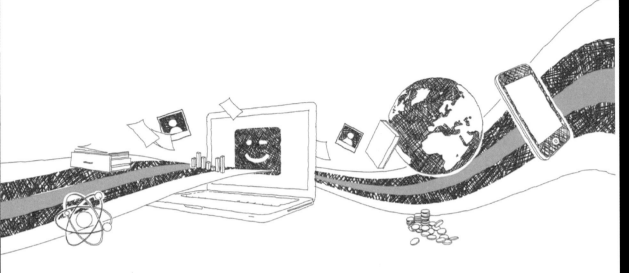

- Wir veröffentlichen Ihre Hausarbeit,
  Bachelor- und Masterarbeit

- Ihr eigenes eBook und Buch -
  weltweit in allen wichtigen Shops

- Verdienen Sie an jedem Verkauf

Jetzt bei www.GRIN.com hochladen
und kostenlos publizieren

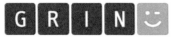

Bibliografische Information der Deutschen Nationalbibliothek:

Die Deutsche Bibliothek verzeichnet diese Publikation in der Deutschen National-
bibliografie; detaillierte bibliografische Daten sind im Internet über http://dnb.d-
nb.de/ abrufbar.

Impressum:

Copyright © 2013 GRIN Verlag, Open Publishing GmbH
Druck und Bindung: Books on Demand GmbH, Norderstedt Germany
ISBN: 978-3-668-09673-8

Dieses Buch bei GRIN:

http://www.grin.com/de/e-book/267529/die-gesundheit-des-menschen-im-digitalen-
zeitalter-psychische-und-physische

Max Heitzer

Die Gesundheit des Menschen im digitalen Zeitalter. Psychische und physische Krankheiten und der technische Fortschritt

GRIN Verlag

GRIN - Your knowledge has value

Der GRIN Verlag publiziert seit 1998 wissenschaftliche Arbeiten von Studenten, Hochschullehrern und anderen Akademikern als eBook und gedrucktes Buch. Die Verlagswebsite www.grin.com ist die ideale Plattform zur Veröffentlichung von Hausarbeiten, Abschlussarbeiten, wissenschaftlichen Aufsätzen, Dissertationen und Fachbüchern.

Besuchen Sie uns im Internet:

http://www.grin.com/

http://www.facebook.com/grincom

http://www.twitter.com/grin_com

Inhaltsverzeichnis

1. Einleitung

Wenn man von der Digitalisierung spricht denkt man in erster Linie an technischen Fortschritt und Entwicklung. Im Laufe der letzten Jahrzehnte wurden viele Teile des menschlichen Lebens durch die Digitalisierung bereichert und sind sowohl in Funktionsweise als auch Handhabung einfacher geworden. Dieses Schema lässt sich auch auf die Medizin anwenden und hat ohne Zweifel zu diversen Erfolgen bei der Bekämpfung von Krankheiten oder zur Unterstützung moderner Heilungsmaßnahmen geführt. Leider brachte die Digitalisierung im Hinblick auf die Gesundheit des Menschen jedoch auch ihre Schattenseiten mit sich und es wurden Krankheiten entdeckt, die ohne gewisse Technologien wohl nie Anklang in der Gesellschaft gefunden hätten.

Die vorliegende Arbeit zum Thema Gesundheit im digitalen Zeitalter soll die heutzutage am häufigsten verbreiteten Krankheiten erläutern, die die Digitalisierung mit sich gebracht hat, deren Ursachen genauer erklären und auch Behandlungsmöglichkeiten definieren. Hierbei wird sowohl auf psychische als auch physische Erkrankungen eingegangen. Des weiteren soll dargestellt werden, inwiefern sich diese Krankheiten auf das Privat- und Berufsleben auswirken, oder sogar daraus resultieren.

2. Grundlagen

Um dem weiteren Verlauf der Arbeit über gesundheitliche Themen, sowie Krankheiten genauer folgen zu können, werden im Folgenden die Grundbegriffe des Themas erläutert. Eine Definition des Begriffs Digitalisierung erfolgte im vorausgegangenen Teil dieser Arbeit bereits.

2.1 Definition Gesundheit

Unter Gesundheit versteht man im Allgemeinen das körperliche Wohlbefinden, sowie „das subjektive Empfinden des Fehlens körperlicher, geistiger und seelischer Störungen oder Veränderungen beziehungsweise ein Zustand, in dem Erkrankungen und pathologische Veränderungen nicht nachgewiesen werden können". [1]

2.2 Definition Krankheit

Als Krankheit definiert man eine Störung bzw. eine Beeinträchtigung des allgemeinen Wohlbefindens oder einen außerordentlichen Ablauf von Lebensvorgängen als Reaktion des Organismus auf ihn schädigende Einflüsse. Hierbei ist zwischen der Krankheit eines bestimmten Organs, des gesamten Organismus sowie der Erkrankung der Psyche zu unterscheiden. Die körperlichen Reaktionen auf eine Krankheit dienen zum Teil der Abwehr und Ausschaltung der Schädigung und führen zu Krankheitserscheinungen, auch Symptome genannt. [2]

---

[1] vgl. Hurrelmann, Gesundheitssoziologie, 2010, S.114
[2] vgl. Bertelsmann Universal Lexikon, 1991, S. 477

3. Psychische Krankheiten

Vorweg sollte erwähnt werden, dass sich das folgende Kapitel weniger auf Erkrankungen der Mentalität bezieht, sondern vielmehr seelische Leiden behandelt. Die Psyche leitet sich vom griechischen ‚psyché' ab und bedeutet so viel wie ‚der Atem' oder ‚atmen'. [3] Menschen, die seelisch krank sind, leiden unter einer negativen oder wenig ausgeprägten Lebenseinstellung, was unter Umständen auf emotional belastenden Begebenheiten beruht.

3.1 Stress und das Burnout-Syndrom

Das Burnout-Syndrom ist erst in den letzten Jahrzehnten publik geworden und hat sich als ‚Modekrankheit' etabliert.

Interessant ist hierbei die stetig steigende Anzahl von Frührentnern, welche psychische Erkrankungen als Grund für vorzeitige Arbeitsunfähigkeit angeben: Während im Jahre 2000 noch 24 Prozent der Arbeitnehmer als Grund für eine Erwerbsminderungsrente psychische Erkrankungen verantwortlich machten, ist dieser Wert im Jahr 2010 auf 39 Prozent angestiegen. Nur ein Jahr später sprach die Deutsche Rentenversicherung von einem Rekordwert von 41 Prozent. [4]

Auch wenn es nach etlichen Studien bis heute noch keine handfeste Definition für die Diagnose Burnout gibt, soll im Folgenden erklärt werden worum es sich bei dieser Krankheit handelt, in welchem Zusammenhang sie mit Stress und Depressionen steht und welche Heilungsmöglichkeiten bestehen.

3.1.1 Definition

Stress bezeichnet im Allgemeinen eine anhaltende Überbeanspruchung des Körpers und der Psyche. Er löst eine Reihe von Alarmreaktionen im Organismus aus und kann Gesundheitsschäden verursachen. Kurz andauernder, nicht zu starker Stress hingegen wirkt auf den Menschen aktivierend. Ist die Belastung durch Stress auslösende Reize wie Lärm oder Zeitdruck zu hoch, können körperliche und seelische Beeinträchtigungen entstehen. [5]

---

[3] vgl. Bertelsmann Universal Lexikon, 1991, S. 721
[4] vgl. Dowideit/Wisdorf, 2012, www.welt.de
[5] vgl. Bertelsmann Jugend Lexikon, 2004, S. 620

Burnout (dt.: ausbrennen) ist ein moderner Begriff aus der Forschung, der sich mittlerweile in der Alltagssprache etabliert hat und häufig mit dem Berufsleben in Verbindung gebracht wird. Eine einheitliche, wissenschaftliche Definition gibt es bis heute allerdings nicht. Das erste Mal wurde er 1974 vom amerikanischen Psychoanalytiker Herbert Freudenberger in einem Aufsatz über die Arbeitseinstellung von ehrenamtlichen Mitarbeitern einer Hilfsorganisation erwähnt. 1976, nur zwei Jahre später, definierte die amerikanische Sozialpsychologin Christina Maslach Burnout als eine Folge des Zusammenwirkens von emotionaler Erschöpfung, Depersonalisation und reduzierter Leistungsfähigkeit, das besonders bei Mitarbeitern der Humandienste mit engem und beständigem Kontakt zu Menschen auftrete.[6]

3.1.2 Ursachen von Burnout

Genauso wie es keine übereinstimmende Definition des Begriffes Burnout gibt verhält es sich auch mit den Ursachen. Zum einen wird andauernder Stress oft als Grundlage für eine spätere Burnout-Diagnose genannt, zum anderen ist häufiger auch von einem Zusammenwirken mehrerer Faktoren die Rede. Hierzu zählt in erster Linie die Kombination von erhöhtem Druck im Arbeitsumfeld und im Privatleben.[7] Auch die Persönlichkeit eines Menschen spielt eine gewisse Rolle. Menschen, die in ihrer Freizeit den angesammelten Stress abbauen und sich engagieren sind weniger gefährdet als Arbeiter, die auch in ihrer Freizeit dem Arbeitgeber auf Abruf bereit stehen.[8]

3.1.3 Symptome von Burnout

Die Symptome bei Burnout sind meist vielfältig. Zu den körperlichen gehören aufgrund von Erschöpfung und Energielosigkeit fast immer Müdigkeit, Kopfschmerzen und Lustlosigkeit. Da diese Anzeichen auch bei nicht unter Burnout leidenden Menschen im Alltag auftreten werden sie oft unterschätzt. In dieser Eigenschaft verbirgt sich auch das Risiko von Burnout, eine zu späte Diagnose. In extremen Fällen können auch Herzleiden und Diarrhoe festgestellt werden. Zu mentalen und emotionalen Symptomen zählen Konzentrationsschwäche, Depressivität und Pessimismus.

---

[6] vgl. Heitland, Das Burnout-Syndrom, 2007, S. 3
[7] vgl. Bergner, Burn-out bei Ärzten, Deutsches Ärzteblatt, September 2004, S. 410 ff
[8] vgl. Müller, Ausgebrannt und erschöpft, Stern Gesund leben, 2009, www.stern.de

Der Verlust von zwischenmenschlichen Beziehungen und eine zunehmende Distanz zu Personen des privaten Umfelds sind ebenfalls nicht selten. Im Berufsfeld kann es sich dabei um Mitarbeiter, Kunden oder Patienten handeln. Im Privatleben trifft es häufig den Ehepartner und Freunde.[9]

3.1.4 Behandlungsmöglichkeiten

Die Therapiemöglichkeiten bei Burnout sind von Patient zu Patient unterschiedlich und richten sich auch nach dem Stadium der Erkrankung. Erkennt der Betroffende selbst früh genug dass er sich am Anfang eines Burnout-Syndroms befindet kann bereits mit einfachen Mitteln entgegen gewirkt werden. Hierzu zählen eine gesunde Ernährung, ein vernünftiger Konsum von Genussmitteln mit inbegriffen, regelmäßige Erholung und Regeneration, sowie sportliche Betätigung. Ist die Krankheit bereits fortgeschritten und die Phasen der Erschöpfung werden länger, empfiehlt es sich neben den genannten Maßnahmen und einer ausgeprägten Ursachensuche außerdem die Hilfe von nahestehenden Personen wie Verwandten und Freunden in Anspruch zu nehmen. Professionelle Hilfe ist spätestens im Endstadium der Krankheit notwendig. Hier sind Ärzte und Psychotherapeuten eine Anlaufstelle. Im Zweifel sollte auch eine stationäre Behandlung in Rehabilitationskliniken in Erwägung gezogen werden.[10]

3.2 Depressionen

Depressionen stehen nicht selten in Zusammenhang mit dem Burnout-Syndrom und können auch aus genanntem resultieren. Obwohl sich die beiden Krankheiten sehr ähneln sind sie jedoch trotzdem voneinander abzugrenzen.

3.2.1 Definition

Das Wort Depression leitet sich vom lateinischen ‚depressus' ab und bedeutet ‚niedergedrückt' oder ‚herabgezogen'. Man unterscheidet zwischen der exogenen Depression, einer Reaktion auf nicht bewältigte innere oder äußere Belastungen, und der endogenen Depression, welche häufig mit manischer (euphorisch-gehobener) Stimmungslage auftritt.[11]

---

[9] vgl. Bergner, Burn-out bei Ärzten, Deutsches Ärzteblatt, September 2004, S. 410ff
[10] vgl. Schmiedel, Burnout, 2010, S. 80 ff
[11] vgl. Bertelsmann Universal Lexikon, 1991, S. 181

Unter Depressionen leidend wird ein Mensch bezeichnet, der „jegliches positive Gefühl in Bezug auf Ihre eigene Person" [12] verloren hat und ferner noch den Bezug zu seinen Mitmenschen meidet. Begleiterscheinungen sind zudem zunehmende Antriebslosigkeit in sonst alltäglichen Dingen, Unentschlossenheit, Konzentrationsschwierigkeiten, Müdigkeit, Schlafstörungen und teilweise Wahnvorstellungen. [13] Des Weiteren gelten Symptome wie Freudlosigkeit, Energieverlust, Schlaflosigkeit oder vermehrter Schlaf, Appetit- und/oder Gewichtsabnahme oder -steigerung, Konzentrationsstörungen, innere Unruhe oder Verlangsamung in Motorik und Denken oder Suizidideen als Anzeichen der Erkrankung. [14]

3.2.2 Ursachen für Depressionen

Fälschlicher Weise werden Depressionen oft mit Traurigkeit verglichen bzw. verwechselt. Depressionen gehen weit über die verhältnismäßig harmlose Traurigkeit hinaus und können meist Wochen oder Monate andauern. Als Grund liegt meist ein schwerwiegendes Geschehnis, wie beispielsweise der Verlust eines nahestehenden Menschen, vor. [15] Auch ein Jobverlust kann zu schweren Depressionen führen und ein dauerhaft geschwächtes Selbstwertgefühl mit sich bringen, was zu einer Art Strudel führt, aus dem die Betroffenen nur schwer wieder herausfinden. [16]

Einen weiteren Risikofaktor sstellen die sozialen Netzwerke dar. Hier können Depressionen nicht nur durch Defizite in der Vergangenheit, dauerhaft falsche Ernährung, unterdrückten Zorn und Kummer ausgelöst werden [17] sondern auch durch das sogenannte ‚Cyber-Bullying'. Hierbei handelt es sich um eine erweiterte Form des Mobbings, welche im Internet stattfindet. Das Bullying (dt.: Schikanieren) ist das Ausnutzen einer sozialen Machtposition, im Internet vor allem verbal genutzt, in Form von Beleidigungen oder Ausschluss aus einer Gruppe. [18]

Durch aktives Mobbing können sich Jugendliche genau so wie Erwachsene zurückziehen und in Folge dessen von ihrem sozialen Umfeld abschneiden und depressiv werden. Daraus resultierende Kurz- oder Langzeitfolgen können auch bis zu Suizidversuchen reichen.

---

[12] vgl. Wright, Stress - Ausgebrannt sein - Depression, 1988, S. 7
[13] vgl. Wright, Ausgebrannt sein, 1988, S. 7 f
[14] vgl. Schöpf, Therapie der Depression, 2001, S. 2
[15] vgl. Fischer-Börold/Krumme, Depressionen, 2007 Hannover, S. 24 f
[16] vgl. Fischer-Börold/Krumme, Depressionen, 2007 Hannover, S. 85 ff
[17] vgl. Wright, Ausgebrannt sein, 1988, S. 40 ff
[18] Stephan, R., Cyber-Bullying in sozialen Netzwerken, Boizenburg 2010, S. 14

3.2.3 Behandlungsmöglichkeiten

Zur Behandlung von Depressionen bieten sich diverse Möglichkeiten an. Als erster Schritt sollte die Ursache gefunden und so weit es möglich ist beseitigt werden. Im Falle der Depressionen, welche durch soziale Netzwerke hervorgerufen werden ist ein Löschen des Accounts ratsam und dass sich der Betroffene von vergleichbaren Seiten zurückzieht. Darauf aufbauend ist der Kontakt zu vertrauten Menschen sehr wichtig. Unterstützend können von Psychatern und Psychologen entsprechende Medikamente und Therapien verschrieben werden. Ist die Krankheit besiegt sollte unbedingt darauf geachtet werden die Auslöser in Zukunft zu meiden um einen eventuellen Rückfall auszuschließen. [19]

3.3 Internetsucht

Als Sucht bezeichnet man allgemein das krankhafte Verlangen nach einem Rauschmittel, verbunden mit einer abnormen seelischen und körperlichen Abhängigkeit des Suchtmittels und der Notwendigkeit die Dosis ständig zu erhöhen.[20] Die körperliche Abhängigkeit tritt in erster Linie bei süchtig machenden Substanzen wie Alkohol, Nikotin und illegalen Drogen wie Marihuana oder Heroin auf. Unter seelische Abhängigkeiten, auch Verhaltenssucht genannt, fallen beispielsweise Kaufsucht, Spielsucht und Internetsucht.[21]

Der Begriff ‚Internetsucht‘ wurde 1995 von dem amerikanischen Psychiater Ivan Goldberg als scherzhafte Diagnose seiner Arbeitskollegen benutzt, löste daraufhin jedoch eine derart große Diskussion aus, dass die New York Times im Dezember 1996 einen längeren Artikel zum Thema veröffentliche.[22] Heutzutage handelt es sich bei der Internetsucht jedoch um eine ernst zu nehmende Krankheit, welche nicht verharmlost werden sollte.

3.3.1 Definition

Die Psychologin Kimberly Young gilt weltweit als Expertin für das Thema Internetsucht. Auf ihrer Internetseite *Center for Online Addiction Recovery* (dt.: Center für Online-Sucht Heilung) definiert sie Internetsucht wie folgt:

---

[19] vgl. Tölle, R., Depressionen: Erkennen und Behandeln, 2. Aufl. München 2003 ,S 72 ff
[20] vgl. Bertelsmann Universal Lexikon, 1991, S. 875
[21] vgl. Batthyány/Pritz, Rausch ohne Drogen, S. 1 f
[22] vgl. Hahn/Jerusalem, Reliabilität und Validität in der Online-Forschung, S. 2

„Unter Internetsucht versteht man jedes online-bezogene, zwanghafte Verhalten, welches das normale Zusammenleben beeinträchtigt und eine ernsthafte Belastung für Familie, Freunde, nahestehende Personen und das Arbeitsklima ist. [...] Internetsüchtige ziehen das Internet der Familie, den Freunden und der Arbeit vor. Das Leben eines Abhängigen wird vom Internet bestimmt. Sie sind bereit, alles aufzugeben, um mit ihrem krankhaften Verhalten fortfahren zu können."

Außerdem beschreibt sie verschiedene Arten der Internetsucht. Hierzu zählen Internetpornographie-Sucht, Online-Kaufsucht, Online-Glücksspielsucht, Chatroom-Sucht, Online-Rollenspiel-Sucht sowie das zwanghafte Surfen im Internet.[23]

Interessant ist, dass auf ihrer Internetseite bis heute noch keine konkreten Fakten zur Social Media-Sucht genannt werden. Dabei handelt es sich hierbei um eine der weit verbreitetsten Süchte im Internet, von der insbesondere Jugendliche und junge Erwachsene betroffen sind.[24]

3.3.2 Ursachen für Internetsucht

In Deutschland leiden bereits über eine halbe Millionen Menschen unter der zwanghaften Internetsucht. Das Arbeiten im Netz und die Nutzung zu privaten Zwecken gehören mittlerweile zum Alltag dazu. Wer jedoch die Dauer nicht mehr selbst kontrollieren kann und Pflichten wie Schule, Arbeit oder Haushalt vernachlässigt ist äußert gefährdet süchtig zu werden oder es bereits zu sein. Sind außerdem Entzugserscheinungen, die auch von Drogensüchtigen bekannt sind, zu erkennen ist dies ein akutes Zeichen. Können Familienangehörige und Freunde nicht mehr helfen, da die sozialen Beziehungen schon zu sehr belastet sind ist in jedem Falle ein Psychiater oder Psychologe aufzusuchen.[25]

Die Gründe für Internetabhängigkeit sind zahlreich und je nach Sucht unterschiedlich. Menschen, die in der realen Welt oft auf Zurückweisung stoßen, sei es im Job oder in der Schule, erschaffen sich beispielsweise bei Online-Rollenspielen wie dem beliebten ‚World of Warcraft' (2009 ca. 9 Millionen Spieler) eine virtuelle Identität mit einer nahezu perfekten Persönlichkeit. Durch Kämpfe und Aufgaben die Wochen oder sogar Monate andauern können vermitteln diese Spiele den Betroffenen ein Gefühl der Gruppenzugehörigkeit und

---

[23] vgl. Grünbichler, lost in cyberspace?, S. 49 f
[24] vgl. RP Online, Sucht nach sozialen Netzwerken, 2012, www.rp-online.de
[25] vgl. Onlinesucht - eine Zivilisationskrankheit der Gegenwart?, www.onlinesucht.de

Anerkennung, die sie in der wirklichen Welt nicht erfahren können. Ähnliches kann in anonymen Chatrooms beobachtet werden, in denen Personen jeglicher Altersklassen ihre Bedürfnisse nach Zuwendung und Verständnis befriedigen.[26] Seitdem das Internet auch über Mobiltelefone und Smartphones abrufbar ist wurde aus der Möglichkeit, die unüberschaubare Masse an Informationen auch von unterwegs abzurufen ein Zwang.

3.3.3 Behandlungsmöglichkeiten

Ähnlich wie auch beim Burnout-Syndrom und Depressionen sind Betroffene auf die Hilfe von Außenstehenden angewiesen, weil sie es entweder selbst nicht mehr schaffen dem Internet zu entfliehen oder gar nicht wahr haben wollen, dass sie süchtig sind.[27] Ein radikaler Entzug des Computers ist allerdings auch nicht die richtige Lösung. Zum Beispiel sollten Eltern ihren Kindern feste Zeiten am Tag nennen, an denen sie das Internet nutzen dürfen. Berufstätige sollten in ihrer Freizeit größtenteils auf die Nutzung des Internets verzichten, wenn sie bereits im Büro daran gebunden sind.[28]

---

[26] vgl. Batthyány/Pritz, Rausch ohne Drogen, S. 284
[27] vgl. http://arbeitsblaetter.stangl-taller.at/SUCHT/Internetsucht.shtml 17.01.2013
[28] vgl. Batthyány/Pritz, Rausch ohne Drogen, S. 257 ff

4. Physische Krankheiten

Abgesehen von psychischen Krankheiten leiden viele Menschen auch unter akuten Problemen in diversen Körperregionen, die durch zu langes Arbeiten ausgelöst werden. Das dauerhafte Arbeiten an Schreibtisch und Computer beispielsweise bringt mit der Zeit oft auch Probleme mit sich, welche sich am Körper selbst bemerkbar machen.

4.1 Rückenschmerzen

Das Thema Rückenschmerzen beschäftigt die Menschen nicht erst seit der Digitalisierung, sonder ist schon seit Mitte des 20. Jahrhunderts eine weit verbreitete Krankheit. Bei Rückenschmerzen handelt es sich in den meisten Fällen um Muskelverspannungen, die einen Reiz auf nahegelegene Nerven auslösen. [29] Als Ursache wird in den meisten Fällen langes Sitzen und akuter Bewegungsmangel diagnostiziert, was typische Bedingungen für Büroarbeiter sind. [30]

4.1.1 Behandlungsmöglichkeiten

Die beste Lösung ist es gar nicht erst soweit kommen zu lassen und vorzubeugen. Die von Ärzten jahrelang verordnete Bettruhe wirkt sich nicht sonderlich positiv aus, da diese bei mehr als zwei Tagen ohne Bewegung bereits zum Verlust der Muskelkraft führt. [31] Ausreichend Bewegung und regelmäßiges Aufstehen am Arbeitsplatz hingegen lockert die Muskeln und verhindert deren Verspannen. Wer sich außerdem in seiner Freizeit sportlich betätigt wirkt chronischen Rückenschmerzen zusätzlich entgegen. [32]

4.2 „Handy-Nacken, Maus-Arm und SMS-Daumen"

Durch die meist stundenlange Bedienung technischer Geräte wie Computer, Handys und Smartphones wird nicht nur der Rücken belastet. Auch andere Körperteile können durch Fehlhaltung und Überlastung Verletzungen davontragen.

---

[29] vgl. Wilkens, Homöopathie bei Rückenschmerzen, 2008, S. 2 f
[30] vgl. Elmer, Starkes Kreuz im Südwesten, Stern 51/2012, S. 44
[31] vgl. Wilkens, Homöopathie bei Rückenschmerzen, 2008, S. 3 f
[32] vgl. Elmer, Starkes Kreuz im Südwesten, Stern 51/2012, S. 44

Besonders durch Smartphones und Tablet-PCs hat sich die mobile Internetnutzung in den letzten Jahren erhöht. Die Möglichkeit auch unterwegs E-Mails zu lesen und zu surfen wird von 37 Prozent der deutschen Handybesitzern genutzt. Allerdings ist der nach unten geneigte Kopf oft in einer gesundheitsschädlichen Haltung, die auf Dauer zu Nackenschmerzen führen kann. Ärzte sprechen in diesem Fall vom ‚Handy-Nacken'.[33]

Ein Problem, das ebenfalls durch zu lange Arbeitszeiten am Computer bzw. am Schreibtisch hervorgerufen wird ist der sogenannte ‚Maus-Arm'. Hierbei handelt es sich um Schmerzen in der Hand und im Unterarm, welche durch Überbelastung und vor allem durch monotone Bewegungen zum Vorschein kommen. Zusätzlich kann es zum Kräfteverlust und Taubheit kommen. In extremen Fällen spricht man von einem RSI-Syndrom (Repetitive Strain Injury, chronischer Maus-Arm). Ausschlaggebend für diese Krankheit sind ein nicht ergonomisch eingerichteter Arbeitsplatz und eine schlechte Körperhaltung.[34]

Als ‚SMS-Daumen' bezeichnet man eine Entzündung des Daumengelenks, welche durch eine zu intensive Nutzung beim Tippen auf dem Handy ausgelöst wird. Hierbei werden die Sehnen auf Dauer so stark beansprucht, dass es zu Verspannungen und im schlimmsten Fall zu einer Sehnenscheidenentzündung kommen kann.[35]

4.2.1 Behandlungsmöglichkeiten

Genau wie bei Rückenschmerzen auch, können Schmerzen in Gelenken und Nacken durch eine korrekte Haltung verhindert werden. Wenn es bereits zu spät ist helfen je nach Diagnose unterschiedliche Übungen. Um Nackenschmerzen vorzubeugen ist es hilfreich die Position beim Gebrauch des Handys zu wechseln, da dies für Entspannung sorgt. Auch ein veränderter Blickwinkel entlastet die Nackenmuskulatur.[36] Dehnübungen helfen sowohl dem Rücken, als auch dem verspannten Arm. Außerdem wird zu Pausen während der Arbeitszeit geraten.[37]

---

[33] SpingerMedizin, Tipps gegen den "Handynacken", 2012, www.springer-gup.de
[34] vgl. Pauli/Straub, Erkrankungen und Verletzungen der Hand, 2011, S. 38 f
[35] vgl. Schmidt, Wenn das Handy den Daumen quält, 2009, www.abendblatt.de
[36] SpingerMedizin, Tipps gegen den "Handynacken", 2012, www.springer-gup.de
[37] Spiegel Online, Mit Dehnübungen gegen den "Mausarm", 2006, www.spiegel.de

5. Fazit

Die Digitalisierung ist mittlerweile nicht mehr aus dem Alltag wegzudenken und ist Bestandteil der menschlichen Entwicklung geworden.

Abschließend zu dieser Arbeit lässt sich jedoch eindeutig sagen, dass das digitale Zeitalter mit Vorsicht zu genießen ist. Natürlich profitieren wir in vielerlei Hinsicht von von digitalen Medien, allerdings sollte man die Abhängigkeit, die wir mittlerweile von ihnen haben nicht unterschätzen. Durch das ständige Bedürfnis sich mitzuteilen, sich gegen Mitarbeiten durchzusetzen und sich zu beweisen entwickelt der Mensch eine Lebenseinstellung, der der Körper auf Dauer nicht gewachsen ist. Dies äußert sich unter anderem in den oben genannten Krankheitsbildern, bei denen nicht nur die Betroffenen selbst leiden sondern auch Mitmenschen, Freunde und Verwandte.

Genau diese sollte man auch öfter zu Rate ziehen, wenn man bereits Selbstzweifel am am gesunden Umgang mit den Medien hat. Zu viel Arbeit und zu wenig ‚realer‘ Kontakt mit ‚echten‘ Personen sind die traurigen Folgen. Ohne einen festen Halt in der wirklichen Welt besteht die Gefahr von der digitalen Reizüberflutung mitgerissen zu werden.

Die Digitalisierung wird in absehbarer Zeit wohl nie enden und mit neuen Entwicklungen und Errungenschaften werden auch immer weitere gesundheitliche Risiken auftauchen, gegen die sich der Mensch behaupten muss.

Literatur - und Quellenverzeichnis

Batthyány/Pritz, Rausch ohne Drogen: Substanzungebundene Süchte, 1. Aufl., Wien 2009

Bergner, T., Burn-out bei Ärzten: Lebensaufgabe statt Lebens-Aufgabe, Deutsches Ärzteblatt, PP, Heft 9, September 2004

Dowideit, A., Frühverrentungen wegen Depression auf Rekordhöhe, Die Welt, http://www.welt.de/wirtschaft/article112297487/Fruehverrentungen-wegen-Depression-auf-Rekordhoehe.html , abgerufen am 07.01.2013

diverse Bertelsmann Universal Lexikon, Lizenzausgabe, Gütersloh 1991

diverse Bertelsmann Jugend Lexikon, Lizenzausgabe ,Gütersloh 2004

diverse Tipps gegen den "Handynacken", SpringerMedizin, http://www.springer-gup.de/de/gesundheit/news/7059-Tipps_gegen_den_Handynacken/ , abgerufen am 02.01.2013

diverse Fit im Büro - Mit Dehnübungen gegen den "Mausarm", Spiegel Online, http://www.spiegel.de/netzwelt/tech/fit-im-buero-mit-dehnuebungen-gegen-den-mausarm-a-416266.html , abgerufen am 07.01.2013

Elmer, C., Gesundheitscheck - Starkes Kreuz im Südwesten, Stern Nr. 51/2012

Grünbichler, B., lost in cyberspace? Chancen und Risiken von Online-Rollenspielen als Herausforderung für die Soziale Arbeit, 1. Aufl., Norderstedt 2008

Hahn/Jerusalem, Reliabilität und Validität in der Online-Forschung, Handbuch zur Online-Marktforschung, Wiesbaden 2001

Hurrelmann, K., Gesundheitssoziologie, 7. Aufl., Weinheim und München 2010

Müller, T., Burnout - Ausgebrannt und erschöpft, Stern Gesund leben 4/2009 http://www.stern.de/gesundheit/burnout-ausgebrannt-und-erschoepft-707157.html , abgerufen am 28.12.2012

Pauli/Straub, Erkrankungen und Verletzungen der Hand, 1. Aufl., Idstein 2011

Schmidt, B., Wenn das Handy den Daumen quält, Hamburger Abendblatt http://www.abendblatt.de/ratgeber/wissen/article1250831/Wenn-das-Handy-den-Daumen-quaelt.html , abgerufen am 02.01.2013

Schmiedel, V., Burnout: Wenn Arbeit, Alltag & Familie erschöpfen, 1. Aufl., Stuttgart 2008

Schöpf, J., Therapie der Depression, 1. Aufl., Darmstadt 2001

Walter, T., Sucht nach Sozialen Netzwerken - Gefährlicher als Alkohol und Zigaretten, http://www.rp-online.de/gesundheit/medizin-und-vorsorge/ gefaehrlicher-als-alkohol-und-zigaretten-1.2750470 abgerufen am 15.01.2013

Wilkens, J., Homöopathie bei Rückenschmerzen: unter Berücksichtigung der anthroposophischen Medizin, 1. Aufl., Stuttgart 2008.

Wright, N., Stress - Ausgebrannt sein - Depressionen, Bad Liebenzell 1990

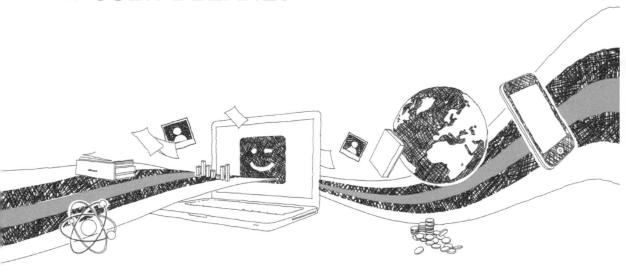
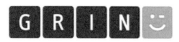

Lightning Source UK Ltd.
Milton Keynes UK
UKRC012346150119
335637UK00007B/53